AF189182

Endlich mehr trinken

-

7 Tipps zur Motivation

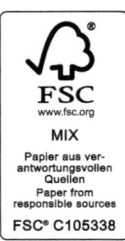

Bibliografische Information der Deutschen Nationalbibliothek: Die Deutsche Nationalbibliothek
verzeichnet diese Publikation in der Deutschen
Nationalbibliografie; detaillierte bibliografische Da-
ten sind im Internet über dnb.dnb.de abrufbar.

Herstellung und Verlag:
BoD – Books on Demand, Norderstedt

ISBN: 9783744811095

Einleitung

Hand aufs Herz: Wie viel haben Sie heute schon getrunken? Eine Tasse Kaffee zum Frühstück, ein Glas Wasser zwischendurch und vielleicht einen Tee zum Abendbrot? Glauben Sie mir: Das reicht nicht.

Sie haben keine Zeit zum Trinken? Wenn Sie zu viel trinken, dann müssen Sie oft auf die Toilette? Sie haben Angst, zu viel zu trinken, weil Sie vielleicht nicht immer in der Nähe einer Toilette sind? Sie haben keine Lust, immer nur Wasser zu trinken?

Dieser Ratgeber wird Ihnen zeigen, dass es total einfach ist, mehr zu trinken! Ich werde Ihnen 7 Tipps vorstellen, die Ihnen helfen, Ihre Trinkmenge zu erhöhen.

Sie werden mit diesen Tipps in der Lage sein, täglich ausreichend viel zu trinken:

- Sie werden mehr trinken, ohne es zu merken.
- Sie werden abwechslungsreichere Getränke zu sich nehmen.
- Sie werden Ihre Angehörigen & Freunde unbewusst animieren, mehr zu trinken.
- Sie werden sich gesünder fühlen.
- Sie werden im besseren Einklang mit sich selbst sein.

Sind Sie bereit, Ihre Gewohnheiten mit kleinen Tricks zu verändern und Ihr Wohlbefinden langfristig zu steigern?

Dann setzen Sie sich am besten gleich mit einem schönen, erfrischenden Getränk in Ihren Lieblingssessel und beginnen Sie zu lesen.

Ihre
Marlis Schorcht

Die optimale Trinkmenge

Beginnen wir mit etwas Theorie und schauen, wie viel Sie eigentlich jeden Tag trinken sollten.

Es gibt grundsätzlich zwei wissenschaftlich evaluierte Wege, um zu berechnen, wie viel Sie wirklich jeden Tag trinken sollten.

Zum einen hat die Deutsche Gesellschaft für Ernährung Richtlinien für den altersspezifischen optimalen Flüssigkeitsbedarf veröffentlicht und zum anderen haben sich die Wissenschaftler Chidester & Spengler mit der optimalen Trinkmenge von Älteren beschäftigt.

Variante 1:
Richtlinie der Deutschen Gesellschaft für Ernährung (DGE)

Die Deutsche Gesellschaft für Ernährung hat Richtlinien zur optimalen Flüssigkeitsmenge entwickelt.

Dabei werden verschiedene Altersgruppen unterschieden und auch bestimmte Lebenssituationen. Da wir uns in diesem Ratgeber mit dem gesunden Altern beschäftigen, möchte ich die vorgeschlagene Trinkmenge für Personen ab 65 Jahre vorstellen.

Wenn Sie sich auch für andere Altersgruppen interessieren, dann können Sie die gesamte Tabelle auf der Website der DGE abrufen.

Wie viel Flüssigkeit braucht nun eine Person ab 65 Jahre laut der Deutschen Gesellschaft für Ernährung?

Ältere Personen ab 65 Jahre benötigen ca. 2,25 Liter Flüssigkeitszufuhr pro Tag. Klingt viel?

Ich werde Ihnen zeigen, dass dies nicht der Fall ist!

Die DGE geht davon aus, dass sich der Flüssigkeitsbedarf aus verschiedenen Quellen zusammensetzt.

Somit sind von den 2,25 Litern 260 ml sogenanntes Oxidationswasser, also Wasser, welches der Körper selbständig durch Verdauungsprozesse bildet. Weitere 680 ml stammen im besten Fall aus fester Nahrungsaufnahme und lediglich der Rest sollte durch Getränke zugeführt werden.

Senioren benötigen demnach laut den Richtlinien der Deutschen Gesellschaft für Ernährung ca. 1,31 Liter Flüssigkeit pro Tag durch Getränkeaufnahme.

Das klingt doch schaffbar, oder?

Variante 2:
Optimale Trinkmenge nach Chidester & Spengler

Im Gegensatz zur Deutschen Gesellschaft für Ernährung, berücksichtigen die Wissenschaftler Chidester & Spengler nicht nur das Alter, sondern auch das Körpergewicht bei der Berechnung der optimalen Trinkmenge.

Diesen Ansatz mag ich sehr, da mehrere Einflussfaktoren berücksichtigt werden. Sie kennen das vielleicht vom BMI (Body Mass Index). Er berücksichtigt lediglich Körpergröße und Gewicht. Was ist aber mit Knochenbau, Muskelmasse und Statur? Ohne die Faktoren auch mit zu berücksichtigen, wird der BMI meiner Meinung nach verfälscht.

Das gilt auch für die Berechnung der optimalen Trinkmenge.

Das Alter an sich ist natürlich ein wichtiger Faktor, doch wiegen beispielsweise gleichaltrige Menschen unterschiedlich viel.

Daher macht es Sinn, das Körpergewicht in die Berechnung des optimalen Flüssigkeitsbedarfs mit einzubeziehen.

Die optimale Trinkmenge nach Chidester & Spengler berechnet sich demnach wie folgt:

Die ersten 10 Kilogramm Ihres Körpergewichts benötigen je 100 ml Flüssigkeit, also insgesamt einen Liter.

Für die nächsten 10 Kilogramm Körpergewicht sollten Sie jeweils 50 ml einplanen. Das entspricht 500 ml.

Abschließend rechnen Sie für jedes weitere Kilogramm Körpergewicht 15 ml an Flüssigkeitsbedarf hinzu.

Klingt zu kompliziert? Ich möchte es an einem Beispiel besser erklären:

Nehmen wir an, eine ältere Frau wiegt 60 Kilogramm. Nach Chidester & Spengler benötigt sie:

- für die ersten 10 Kilogramm 1 Liter

- für die nächsten 10 Kilogramm 500 ml und

- für die restlichen 40 Kilogramm Körpergewicht jeweils 15 ml, also 600 ml.

Insgesamt ergibt das einen täglichen Flüssigkeitsbedarf in Höhe von 2,1 Litern.

Jetzt sind Sie dran.

Haben Sie Ihre optimale Flüssigkeitszufuhr nach dieser Formel ausgerechnet?

Trinken Sie gleich einen Schluck und dann kommen wir schon zu den 7 Tipps, die Ihnen helfen werden, täglich mehr zu trinken!

7 Tipps, um täglich mehr zu trinken

Die folgenden 7 Tipps wurden abgeleitet aus verschiedenen Alterstheorien und Interventionsstrategien.

Die Tipps sollten Sie sinnvoll miteinander kombinieren, damit sie Wirkung zeigen.

1.

Erkennen Sie
Ihre Schönheit!

Mutig, mit so einem Tipp anzufangen? Ja, ich weiß. Aber es ist wichtig. Flüssigkeit strafft Ihre Haut, stärkt Ihre Zellen und macht munter.

Erkennen Sie daher den positiven Zusammenhang zwischen der Trinkmenge und dem eigenen Wohlbefinden!

Probieren Sie es aus:

Ich empfehle Ihnen, ein kleines Trinktagebuch zu erstellen. (Tagebücher sind sowieso etwas wundervolles im Alter!) Notieren Sie dort jeden Tag, wie es Ihnen geht.

Verwenden Sie dafür Skalen von 1 bis 5 oder Smileys.

Sind Sie müde oder wach?

Wie schön fühlen Sie sich?

Wie fit fühlen Sie sich, um Ihren Tag zu durchleben?

Wie fühlt sich Ihr Körper an und Ihre Haut?

Ich bin mir sicher, dass Sie im Laufe der Zeit immer bessere Resultate erzielen und erkennen, dass Trinken Ihnen und Ihrem Körper gut tut.

2.

Erkennen Sie den Zusammenhang zwischen Flüssigkeitszufuhr und Sturzprophylaxe!

Was immer wieder gern unterschätzt wird: Eine gute Flüssigkeitszufuhr stärkt Ihren Körper.

Es konnte nachgewiesen werden, dass Ältere, die viel trinken, einem geringeren Sturzrisiko ausgesetzt sind. Die Muskeln und der gesamte Körper arbeiten besser. Sogar das Gehirn freut sich über ausreichend Flüssigkeit und es dankt mit besserer Denk- und Koordinationsleistung.

Selbstverständlich ersetzt eine gute Trinkmenge nicht das Training zur Sturzprävention im Alter. Eine wirkungsvolle Ergänzung ist es aber allemal!

Probieren Sie es aus:

Nutzen Sie Ihr Trinktagebuch und notieren Sie sich täglich, wie beweglich Sie sich fühlen und wie sicher Sie sich fühlen, während Sie sich fortbewegen.

Beobachten Sie Ihre Handlungen:

Wie oft müssen Sie zur Toilette?

Wie schwer war der Weg für Sie?

Wie geht es Ihnen beim Gang zum Briefkasten oder beim Treppen steigen?

Können Sie eine Veränderung feststellen?

3.

Verbinden Sie die Getränkezufuhr mit Ihrem Tagesablauf

Bauen Sie die Getränkezufuhr stärker in Ihren alltäglichen Tagesablauf ein.

Ein Glas Wasser gleich nach dem Aufstehen, ein großes Heißgetränk zum Frühstück, ein Glas Wasser beim Zeitung lesen und so weiter.

Verbinden Sie Ihre Alltagsroutinen mit der Getränkezufuhr.

Dadurch wird der Alltag automatisch abwechslungsreicher und Sie werden automatisch mehr trinken, da Sie bestimmte Situationen an das Trinken erinnern.

Probieren Sie es aus:

Beobachten Sie einen Tag lang Ihre gewohnten Handlungen.

Wie oft sind Sie in der Küche?

Wie oft im Ess- oder Wohnzimmer?

Versuche, Situationen mit dem Trinken zu

verbinden und setzen Sie sich sogenannte Trigger.

Holen Sie sich etwas aus dem Kühlschrank? Prima! Denken Sie ab sofort an ein Getränk beim Berühren des Kühlschrankgriffs.

Sie putzen sich die Zähne? Fein! Trinken Sie ab sofort direkt im Anschluss ein Glas Leitungswasser, wenn Sie Ihren Mund ausspülen.

Sie gehen zum Briefkasten? Super! Füllen Sie ab sofort jedes Mal Ihr Glas auf, wenn Sie an der Küche vorbeigehen, um sich die Schuhe anzuziehen.

4.

Erweitern Sie Ihre Getränkeauswahl

Nein, es muss nicht immer Wasser sein.

Sie dürfen alles trinken,

was Ihnen schmeckt!

Solange Sie Alkohol, Kohlensäure und Zucker lediglich in Maßen zu sich nehmen, tut Ihnen grundsätzlich jegliche Flüssigkeit gut.

Seien Sie experimentierfreudig, finden Sie Inspirationen in Magazinen oder auf Blogs im Internet. Sie werden merken, dass Trinken viel mehr Spaß machen kann, also Sie denken.

Probieren Sie es aus:

Nutzen Sie Obst, Gemüse und Kräuter der verschiedenen Saisons und mischen Sie Wasser beispielsweise mit ein paar Stückchen Erdbeeren, einem Stängel Pfefferminze, ein paar Scheiben Zitrone oder auch Gurke.

Mixen Sie sich verschiedene Säfte oder Smoothies.

Probieren Sie verschiedene Teesorten.

Beziehen Sie Ihre Freunde mit ein. Mixen Sie zusammen ein leckeres Getränk, wenn sie zu Besuch sind oder fragen Sie Ihre Nachbarn nach ihrem Lieblingsrezept.

So macht nicht nur Trinken mehr Spaß, sondern Sie haben zugleich einen Anlass für mehr soziale Interaktion.

5.

Vergrößern Sie Ihren Getränkevorrat

Der beste Wille nützt nichts, wenn Sie eines Morgens feststellen, dass Sie keine Getränke mehr vorrätig haben. Kaufen Sie daher immer auch auf Vorrat ein. Nutzen Sie dazu auch gern die wöchentlichen Angebote der Supermärkte.

Alternativ bietet das Leitungswasser in Deutschland in den meisten Regionen hohe Trinkqualität und Sie müssen sich lediglich aus dem Garten etwas Pfefferminze holen.

Oder Sie verwenden Wasserfilter, die Ihr Leitungswasser filtern. Wenn Ihnen die Flaschen und Getränkeverpackungen zu schwer sind, dann fragen Sie Ihre Angehörigen oder Nachbarn, ob sie Ihnen regelmäßig etwas mitbringen können oder bestellen Sie Getränke über einen Lieferdienst. (Aber nur die Getränke! Gehen Sie ansonsten bitte so oft und so lange wie möglich selbst einkaufen!)

Probieren Sie es aus:

Fragen Sie Ihre gleichaltrigen Nachbarn, ob Sie gemeinsam einmal monatlich Getränke über einen Lieferdienst bestellen wollen.

Schaffen Sie Platz in Ihrem Keller oder im Vorratsraum. Nutzen Sie auch Sonderangebote in Supermärkten.

Kaufen Sie am besten jedes Mal mindestens eine Getränkesorte, die Sie noch nicht kennen, um für noch mehr Abwechslung zu sorgen.

6.

Verwenden Sie große Trinkgefäße

Dieser Tipp klingt banal? Ist er eigentlich auch, aber er hilft ungemein! Verwenden Sie Gläser und Tassen, die mindestens 250 ml fassen. Warum? Damit Sie nicht so häufig nachschenken müssen und das Trinken somit leichter fällt.

Vor allem Ältere haben oft nur kleinere Kaffeetassen und Saftgläser im Haushalt.

Investieren Sie in schöne Gläser, wiederverwendbare Flaschen und auch große Teetassen.

So macht Trinken noch mehr Spaß.

Probieren Sie es aus:

Suchen Sie sich schöne große Gläser oder eine schöne Trinkflasche. Gerade letzteres finde ich toll.

Eine Trinkflasche, die ca. 1 Liter fasst, können Sie sich morgens auffüllen und überall mit hinnehmen.

1 Liter ist vom Gewicht her durchaus zu bewältigen und sollte die Flasche doch einmal umfallen, dann tropft nichts daneben (bei einer ordentlichen Flasche), während ein umgekipptes Glas viel mehr Arbeit macht.

7.

Erzählen Sie Ihren Freunden davon

Erzählen Sie Ihren Angehörigen und Freunden von Ihrem Plan, jetzt endlich mehr zu trinken.

Berichten Sie von Ihren Ideen und Methoden, dies zu schaffen. Warum Sie das machen sollen? Damit sie Sie daran erinnern.

Sie werden automatisch nachfragen, wie es Ihnen geht, ob Sie schon etwas erreicht haben, was Sie so getrunken haben und so weiter.

Und nichts motiviert mehr als zu wissen, dass man bestätigt wird für sein Handeln bzw. motiviert manchmal nichts mehr als ein schlechtes Gewissen.

Probieren Sie es aus:

Rufen Sie jetzt gleich eine Freundin an und erzählen Sie ihr, dass Sie ein Buch gelesen haben, welches Ihnen helfen wird, mehr zu trinken.

Erzählen Sie ihr, dass Trinken fit macht und Sie sich danach gesünder fühlen wollen (und Ihre Haut glatter sein wird).

Ich bin gespannt, wie Ihre Freundin reagieren wird!

Getränke-Inspirationen

Wie bereits geschrieben, muss es nicht immer Wasser sein. Es gibt eine Vielzahl an möglichen Getränken. Nicht umsonst gibt es ganze Bücher und auch Magazine, die sich nur mit dem Trinken beschäftigen.

Übrigens ist Flüssigkeit nicht nur in Getränken enthalten. Auch Suppen sind flüssig oder Soßen.

Viele Gemüsesorten sind zudem sehr reich an Flüssigkeit. Zu den wichtigsten zählen hierbei Gurken und Tomaten.

Folgend ein paar Inspirationen:

- ☕ Wasser

- ☕ Säfte

- ☕ Tee

- ☕ Molke

- ☕ Kefir

- ☕ kaltes Wasser mit Gurkenscheiben

- ☕ kaltes Wasser mit Orangenscheiben

- ☕ heißes Wasser mit Pfefferminze aus dem Garten

- ☕ alkoholfreie Mixgetränke

- ☕ Suppen heiß oder kalt

Folgende Lebensmittel enthalten an sich viel Flüssigkeit:

- ❖ Gurke
- ❖ Tomate
- ❖ Wassermelone
- ❖ Radieschen
- ❖ Rhabarber
- ❖ Spargel
- ❖ Zucchini

Sogar Feldsalat, Kopfsalat, Eisbergsalat und Chinakohl haben einen hohen Wassergehalt.

Wie Sie sehen, mangelt es nicht an Vielfalt beim Erreichen der optimalen Trinkmenge.

Lassen Sie es sich schmecken!

ÜBER DEN AUTOR

Marlis Schorcht ist Mitte Dreißig und lebt mit ihrem Mann und vielen Kindern zusammen in der Mitte Deutschlands. Sie beschäftigt sich seit 2010 intensiv mit der alternden Gesellschaft und hat seit 2017 einen Master of Science in „Integrierter Gerontologie". Ihre Masterarbeit schrieb sie über die Alltagsbewältigung alleinwohnender Älterer im ländlichen Raum und leitete Chancen für Lösungen aus dem Bereich des mobilen Internets ab. Marlis Schorcht betreibt den Blog www.leben-und-altern.de.